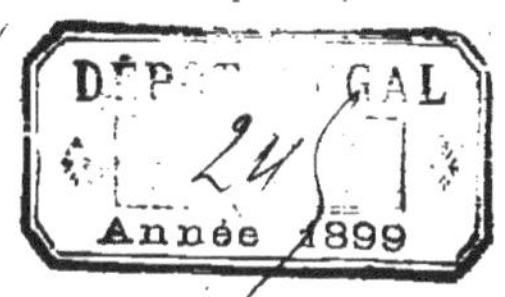

ESSAI

SUR LES

GLANDES DU CONDUIT AUDITIF EXTERNE

(GLANDES DITES CÉRUMINEUSES)

PAR

Le Dr Louis PISSOT

PARIS
G. STEINHEIL, ÉDITEUR
2, RUE CASIMIR-DELAVIGNE, 2
1899

ESSAI

SUR

LES GLANDES DU CONDUIT AUDITIF EXTERNE

(GLANDES DITES CÉRUMINEUSES)

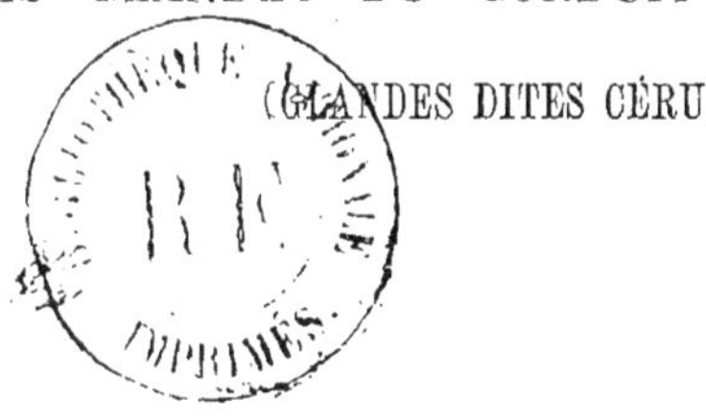

DU MÊME AUTEUR

D'un prolongement constant observé sur les cartilages latéraux du nez de l'embryon humain. (En collaboration avec G. Kuss.) *Bibliographie anatomique*. Nancy, 15 mai 1899.

IMPRIMERIE LEMALE ET Cie, HAVRE

ESSAI

SUR LES

GLANDES DU CONDUIT AUDITIF EXTERNE

(GLANDES DITES CÉRUMINEUSES)

PAR

Le Dr Louis PISSOT

PARIS

G. STEINHEIL, ÉDITEUR

2, RUE CASIMIR-DELAVIGNE, 2

1899

A MONSIEUR LE PROFESSEUR MATHIAS DUVAL

MON PRÉSIDENT DE THÈSE

Mon vénéré Maitre,

Permettez que je vous dédie ce modeste opuscule comme un faible hommage de ma profonde et sincère gratitude.

L. P.

ESSAI

SUR LES

GLANDES DU CONDUIT AUDITIF EXTERNE

(GLANDES DITES CÉRUMINEUSES)

AVANT-PROPOS

Sur les conseils de notre vénéré maître, M. le Professeur Mathias Duval, nous avons entrepris l'étude de la structure de la peau du conduit auditif externe.

Il nous a paru, en effet, qu'il serait intéressant de revenir sur certains points encore litigieux de cette question, et notamment sur la description morphologique des glandes, qui peut aider à comprendre l'origine du cérumen.

Nos recherches ont été surtout personnelles.

Ce travail, dans sa partie technique, a été fait au laboratoire de la Clinique Baudelocque, qui a été mis si gracieusement à notre disposition par notre éminent maître, M. le Pr Pinard.

D'autre part, comme préparateur bénévole au Laboratoire des Travaux pratiques d'histologie de la Faculté de médecine, nous sommes redevable des connaissances acquises depuis plusieurs années, à nos maîtres MM. Remy et Retterer, chefs des travaux, ainsi qu'aux Drs Launois, Morau et Weber, nos préparateurs.

Nous leur adressons ici nos plus sincères remerciements, ainsi qu'à nos maîtres des hôpitaux, MM. les Drs Reclus, Robin, Ricard, Hanot, Nélaton, Tapret, Balzer, qui ont dirigé notre instruction clinique.

Nous tenons aussi à exprimer notre amicale gratitude à nos cousins les Drs Émile et Camille Pissot qui ont guidé nos tout premiers pas dans les études médicales.

I

ABRÉGÉ HISTORIQUE

En 1610, Casserio (1) définissait, comme ses devanciers, le cérumen un « déchet des fonctions cérébrales ».

Boerhaave consacre une mention particulière à la peau de l'oreille et la décrit, mais non d'après ses observations propres (2).

Ce serait le Danois Nicolas Stenon (3) qui, en 1656 ou plutôt en 1662, aurait parlé dans ses ouvrages d'une chair ganglionnaire ou glandulaire spéciale au conduit auditif externe, lieu de production du cérumen. Mais c'est bien l'anatomiste français Duverney (4) qui a décrit complètement les follicules de l'oreille, leur forme, leurs dimensions, leur nombre, et leur a attribué la fonction spéciale cérumineuse.

Valsalva (5) les appelle des follicules sébacés, par comparaison avec les glandes du cuir chevelu.

(1) JULES CASSERIO. *Penthæsthesion hoc est de quinque sensibus liber organorum fabricans actionem et usum continens.* Venise, 1627 ; Francfort, 1610, 1632, in-4°.

(2) 1722-1726. *Epistola ad Ruischium — Barthol. Eustachii opuscula, etc.*

(3) NICOLAS STENON. Copenhague, 1638. Schwering, 1687. *Observationes anatomicæ quibus varia oris, oculorum et narium vasa destribuntur*, etc. Leyde, 1662, in-12, — ou — *Observationum anatomicarum, de musculis et glandulis specimen.* Copenhague, 1664, in-4°. *Bibliothèque anatomique Leclerc et Manget.* Genève, 1805, in-fol.

(4) JOSEPH GUICHARD DUVERNEY. *Traité de l'organe de l'ouïe.* Paris, 1683.

(5) ANTOINE-MARIE VALSALVA. *De aure humana tractatus, in quo integra ejusdem auris fabrica, multis novis inventis et inconibus suis illustrata, describitur omniumque ejus partium usus indagatur*, etc. Bologne, 1704.

Depuis Malpighi, 1686, on décrivait les follicules, les utricules et les acini qui étaient visibles à l'œil nu. Ainsi Nysten parle des follicules cérumineux.

En 1824, Dutrochet a décrit les éléments cellulaires sécrétoires (1).

Jusque-là, d'après les définitions de Bichat, le « parenchyme glandulaire » restait l'expression des connaissances courantes sur les glandes en général.

Cependant, en 1826, Cloquet écrit encore : « La peau du conduit auditif externe présente une grande quantité de pores qui sont les orifices excréteurs des glandes cérumineuses. Elle adhère très faiblement aux parties subjacentes et leur est unie par un tissu cellulaire lamelleux... On rencontre au-dessous de la peau, en haut et en arrière, dans l'endroit où le fibro-cartilage n'existe point, les glandes cérumineuses. Elles ont une forme sphérique, etc. »

Buchanan (2) a décrit la situation des glandes dites cérumineuses et a composé un opuscule spécial concernant le rôle ou la valeur du cérumen pour le distinguer des sucs et des humeurs du corps.

Plus tard, en 1839, Valentin prétend que le cérumen a bien plus de parenté avec la graisse qu'avec la sueur, et attribue aux glandes sébacées le rôle dévolu auparavant aux glandes sudoripares. En effet, les grosses pelotes jaunâtres que les premiers auteurs avaient décrites dans la peau du conduit auditif externe étaient les glandes profondes, et leur énorme développement explique qu'ils aient pu les voir sans les comparer à d'autres espèces de glandes.

(1) MATHIAS DUVAL. *Précis d'Histologie*, p. 301.
(2) BUCHANAN. *An engraved representation of the ear.* Hull, 1823.

Presque en même temps, Pappenheim (1838) soutenait que les glandes sudorifiques du conduit auditif externe sont des glandes cérumineuses.

Depuis, Wagner, Krause et la plupart des auteurs contemporains ont fait de même.

En 1873, Robin dit que le cérumen provient des « glandes pileuses sébacées ».

Aujourd'hui encore, certains auteurs, comme Retterer, donnent, d'après leur fonction adipeuse, la dénomination de glandes cérumineuses aux glandes sébacées.

Huschke a parlé d'une transformation des glandes sébacées.

Auspitz a fait des glandes supposées cérumineuses les glandes sudorifiques auriculaires.

La plupart des histologistes, qui ont surtout observé le développement si considérable des glandes profondes, donnent à ces dernières l'appellation de glandes cérumineuses. En particulier, Heynold, Ficatier (1), Alzheimer (2) (qui compose une monographie spéciale) conservent le terme de glandes cérumineuses, et insistent surtout sur les caractères différentiels de ces glandes.

Les auteurs classiques contemporains, en particulier Stöhr, en Allemagne, Klein, en Angleterre, ne mettent pas en doute la nature spéciale des glandes pelotonnées du conduit auditif externe.

Pour Stöhr (3), le revêtement du conduit auditif externe se distingue par un grand nombre de grosses glandes

(1) FICATIER. *Glandes sudoripares*. Th. Paris, 1881.
(2) ALZHEIMER. *Ueber die Ohrenschmalzdrüsen*. Würzburg, 1888.
(3) STÖHR. *Manuel technique d'Histologie*, 1898.

pelotonnées particulières (glandes cérumineuses) qui se rapprochent sous bien des rapports des glandes sudoripares de la peau. Elles possèdent comme elles un conduit excréteur tapissé de plusieurs couches de cellules épithéliales, les canaux sécréteurs possédant une seule couche de cellules glandulaires, une membrane propre, et des fibres musculaires lisses. Leurs caractères distinctifs sont : une lumière large, des granulations pigmentaires renfermées dans les cellules, et des gouttelettes de graisse. Il affirme que les cellules possèdent un plateau très net, et que les canaux excréteurs, étroits, s'ouvrent dans les follicules pileux chez l'enfant, et à côté des follicules pileux chez l'adulte. Les oreilles des enfants nouveau-nés donnent des préparations excellentes, mais les canaux fortement dilatés chez l'adulte ne donneraient pas de belles préparations d'ensemble.

Pour Klein (1), les glandes cérumineuses ont la même structure que la portion pelotonnée des glandes sudoripares, sauf que la portion interne du protoplasma cellulaire contient un pigment jaunâtre ou brunâtre que l'on retrouve dans la sécrétion, la cire des oreilles.

(1) KLEIN. *Elements of Histology.* London, 1898.

II

LE CÉRUMEN

La substance qui s'accumule dans le conduit auditif externe et qui, depuis Hippocrate, porte le nom de cire des oreilles ou cérumen, est une matière qui tantôt a la consistance d'un liquide filant, tantôt est une masse amorphe de couleur jaune orange.

Le cérumen a une constitution complexe : il est formé par un liquide présentant probablement les plus grandes analogies avec la sueur, liquide épaissi par une grande quantité de matières solides. Parmi ces matières solides, on trouve des cellules contenant des grains adipeux, des granulations graisseuses isolées, des particules pigmentaires jaune-brun, et d'autres déchets épithéliaux, tels que les poils. L'origine de ces substances sera déterminée lorsque nous ferons l'étude des glandes du conduit auditif externe.

Le cérumen a été étudié surtout chimiquement, et pour ne citer que des auteurs anciens, Vauquelin avait déjà décrit la partie liquide du cérumen comme une substance huileuse, de saveur amère, composée d'un « mucus albumineux », d'une « huile épaisse » qu'il compare à la « résine de la bile ». Il y note de la soude, des sous-phosphates de chaux, ainsi qu'une matière colorante.

Berzélius, d'après Sappey, donne le même résultat.

Selon lui, c'est à l'évaporation de la partie liquide qu'est due la formation en calculs.

La plupart des auteurs attribuent au cérumen une fonction de protection du canal auriculaire. Il aurait pour usage de lubrifier le conduit auditif, de s'opposer à l'introduction des corpuscules qui voltigent dans l'atmosphère, voire même des insectes (?).

Quelques-uns ont avancé que « faute de ce suc, dont l'abondance peut cependant nuire, on devient sourd » (?).

Les transformations du cérumen consistent surtout dans son altération en une formation dite : bouchon de cérumen. « Il acquiert souvent une dureté capable de produire presque instantanément la surdité » (?).

Certains phénomènes réflexes, spécialement la toux, ont pour origine l'accumulation du cérumen, ou un traumatisme, même très faible, du revêtement cutané du conduit auditif (1).

Nous rappelons seulement que des recherches ont été faites au point de vue bactériologique (2).

Le travail récent de Goddard, de Lyon (3), comprend deux parties : la première où il étudie le cérumen dans sa constitution et cherche à déterminer sa provenance ; la deuxième où il s'occupe de ses altérations pathologiques.

(1) PERCY JAKINGS. Cas de toux d'origine auriculaire. *The Practitioner*, juin 1887.

GUYE. Étiologie des bouchons cérumineux. *Congrès d'otologie de Bruxelles*, 1888.

HERZOG. Des réflexes auriculaires produits par l'accumulation du cérumen. *Monats. f. Ohrenh.*, n° 5, 1890.

COMPAIRED. Toux auriculaire. *Boll. mal dell' orrechio*, avril 1891.

(2) ROHRER. Bactéries du cérumen. *Archiv f. Ohrenh.*, XXIX, 112, 1890.

(3) GODDARD. *Le Cérumen*. Th. Lyon, 1899.

Cet auteur admet les conclusions d'Alzheimer : le cérumen est un produit mixte; les glandes cérumineuses, des glandes sudoripares spécialisées. En ce qui concerne l'analyse chimique, il cite les travaux de Lannois et Martz (1) (principe amer, leucomaïnes).

Les troubles de la sécrétion (exagération ou diminution) semblent en rapport avec les affections du nez et du pharynx. Il distingue deux sortes de bouchons : bouchons cérumineux proprement dits et bouchons épidermiques.

(1) LANNOIS et MARTZ. *Ann. mal. oreille*, 1897, et Sur le principe amer. *Province médic.*, 1898.

III

TECHNIQUE

Pour obtenir des préparations d'ensemble, nous avons adopté la méthode suivante :

Passer le couteau derrière le pavillon de l'oreille et trancher d'arrière en avant, sans raser l'os, et rejoindre le tragus. (Selon Stöhr, il faut appliquer le scalpel sur l'os et reprendre un fragment de la partie cartilagineuse détachée.)

Rabattre le pavillon vers le nez et l'y maintenir.

Détacher le cornet fibro-cutané, avec le cartilage, plutôt que sans lui, en le circonscrivant, dans la partie fibreuse externe, d'une incision faite avec soin.

Retirer avec une pince tout le canal cylindro-conique qui forme le conduit auriculaire et le porter dans le liquide de Zenker.

Nous avons même pu, chez les sujets très jeunes, qui nous ont été procurés peu d'instants après la mort, pratiquer la méthode des injections naturelles(1), le fixateur que nous employons remplissant exactement tous les desiderata (Muller-Éosine).

(1) Retterer. Note de technique sur les injections naturelles. *Journal de l'Anat. et de Physiol.*, mai 1894.

Monter à la paraffine de préférence, et faire des coupes aussi fines que possible, en séries, perpendiculairement et parallèlement à l'axe du canal.

Colorer à l'hémalun et à l'éosine.

Occasionnellement, nous avons utilisé les méthodes de Flemming, de Golgi, de l'or, etc.

Nous avons pratiqué des coupes sur des pièces d'oreilles recueillies sur cinq sujets adultes de 25 à 35 ans, et sur des pièces provenant de deux vieillards de 60 à 70 ans.

Nous avons également étudié deux pièces du conduit auditif externe d'enfants de 1 an, deux d'enfants de 18 mois et deux de 4 ans.

Pour le développement, nous avons fait des coupes du canal auriculaire de : un fœtus de 4 mois et demi ; deux fœtus de 5 mois; neuf fœtus de 6 et 7 mois; deux de 8 mois; et cinq fœtus à terme et nouveau-nés.

Soit en tout 32 cas étudiés.

Pour obtenir de bonnes préparations de *cérumen*, il convient, croyons-nous, de le recueillir à l'état visqueux, filant; on l'étale sur une lame propre et on met le tout en contact avec des vapeurs d'acide osmique.

Nous avons eu par ce moyen de belles cellules épithéliales aplaties, d'autres cellules remplies de grains adipeux et des granulations jaunes.

IV

DESCRIPTION ANATOMIQUE SOMMAIR

A la coupe, le canal auditif externe se présente comme une ellipse à grand axe vertical ; ce canal, en partie cartilagineux, en partie osseux, s'étend de la conque à la caisse du tympan.

Il a une longueur moyenne de 25 à 35 millim., une largeur maxima de 9 millim. (chez l'adulte).

Sa direction est perpendiculaire à l'axe du corps.

Sa partie externe est cartilagineuse et fibreuse et compte pour les deux tiers de la totalité de l'étendue du conduit; sa partie interne est osseuse.

Le cartilage forme une gouttière ouverte en haut, son bord antérieur est rectiligne et plus élevé que son bord postérieur qui est sinueux.

La discontinuité du cartilage au voisinage du tragus a été décrite sous le nom de coupures de Duverney (1683), d'incisures de Valsalva (1684), et de Santorini.

Par sa circonférence interne il est attaché à la circonférence externe du conduit osseux par du tissu fibreux.

La portion fibreuse comble la partie ouverte en haut de la portion cartilagineuse.

La partie osseuse ou interne est composée de deux demi-gouttières formant canal, en haut par la portion condylienne du temporal, en bas par l'anneau tympanal.

Le revêtement cutané du conduit auditif externe se fait par un enfoncement en doigt de gant terminé en cul-de-sac, la peau se réfléchissant sur la membrane du tympan.

Cette peau est remarquable par la présence d'une quantité énorme de glandes, et c'est sur elle que porte tout l'intérêt de l'anatomie microscopique du conduit.

Nous nous proposons de la décrire telle que nos coupes nous l'ont montrée, aux différents âges, en commençant par l'adulte chez qui se trouvent les types achevés et définitifs des glandes.

Disons, pour n'avoir plus à y revenir, que le cartilage, surtout dans la partie en rapport avec le pavillon, est du cartilage réticulé, ce qui explique sa flexibilité. Dans sa partie la plus interne, il est hyalin.

V

DESCRIPTION HISTOLOGIQUE

L'aspect général d'une coupe microscopique de la peau du conduit auditif externe est sensiblement différent de celui d'une coupe de la peau d'une région quelconque du corps, et cette peau présente diverses formes dans sa structure, selon les différents points du conduit qu'on étudie.

Les auteurs classiques décrivent généralement à la portion fibro-cartilagineuse une épaisseur, une densité, une résistance toutes particulières, et une adhérence intime aux parties sous-jacentes.

Dans la portion fibro-osseuse, on parle souvent d'un amincissement extrême de la peau, qui serait réduite à sa couche épidermique.

On admet qu'il n'y a pas de poils dans la portion osseuse et qu'au contraire ils sont très abondants près du pavillon.

Au point de vue structural, on peut aussi considérer trois portions: la portion externe, cartilagineuse, où, en général, on trouve autant de glandes sébacées que de glandes sudoripares ; la portion fibreuse proprement dite chez l'adulte, où abondent les glandes profondes, où ne manquent jamais les glandes sébacées ; enfin, la portion interne, remarquable par la présence d'un feutrage conjonctif revêtu d'un épithélium stratifié épais.

Ce revêtement cutané est généralement dépourvu de glandes, les exceptions sont très rares (1).

Par conséquent, la vraie région des glandes sudorifiques auriculaires semble être toute la portion fibreuse, c'est-à-dire que ces glandes sont très développées surtout dans cette portion.

Kölliker a émis l'opinion que, dès l'entrée du conduit auditif externe chez l'homme, on trouverait des glandes ne différant en rien des autres glandes sudoripares.

Pour la plupart des auteurs, c'est dans le haut du conduit, dans son tiers moyen, qu'elles sont surtout développées (Triangle de Buchanan et de Tröltsch).

Nous diviserions volontiers la peau du conduit auditif externe, sans le cartilage ou la partie fibreuse, en trois étages : l'épiderme et le derme, et une couche inférieure qui remplace peut-être, jusqu'à un certain point, le tissu cellulaire lâche sous-cutané, région qui en tous cas dépend étroitement du derme, et dont le caractère principal, à l'œil nu, est d'être alvéolaire.

Le fait le plus remarquable, et qui s'impose immédiatement aux yeux, à l'examen même le plus superficiel, c'est que le revêtement cutané est pour ainsi dire exclusivement formé de glandes, laissant entre elles aussi peu d'espace que possible. L'existence de ces glandes est constatée dès la formation embryonnaire.

A. — **Épiderme.**

L'épiderme est extrêmement mince ; il est pourtant le

(1) CINISELLI, en 1882 dans les *Annales per le Sc. med.*, a signalé la présence de glandes dans cette région : elles resteraient à l'état embryonnaire.

siège d'une desquamation très abondante (1), sur laquelle aucun auteur n'insiste particulièrement. De sa face profonde à sa partie superficielle, il comprend les quatre couches classiques : une couche génératrice de cellules régulièrement rangées côte à côte ; le noyau de ces cellules est un peu allongé, et son axe est perpendiculaire par rapport à la surface libre de la peau. Les cellules de la couche de Malpighi sont relativement peu nombreuses. On peut les compter, leur nombre ne s'élève guère qu'à sept ou dix au maximum, formant la totalité de l'épaisseur de cet épithélium stratifié. Elles semblent dépourvues de pigment ainsi que de prolongements. Leur noyau est vésiculeux, sphérique ou ovale.

La couche qui répond à la zone lucide est à peine marquée.

Enfin la couche cornée est tellement accentuée et si épaisse que, dans une pièce bien fixée, elle compte pour la moitié de l'épaisseur totale de cette portion de la peau.

A propos de la couche cornée, l'épiderme présente souvent des encoches demi-circulaires dans lesquelles il nous a été difficile de retrouver le poil, et qui sont remplies par des squamosités circulairement imbriquées ; parfois les écailles épidermiques offrent la même disposition en croissant sur une surface unie.

B. — **Derme.**

Le derme est composé de tissu conjonctif fasciculé très dense où prédominent les fibres conjonctives et les cellules

(1) ALBESPY. Histoire d'un bouchon épidermique. *Annal. des mal. de l'oreille*, mars 1893.

fixes, où manquent généralement les fibres élastiques. Le tissu lâche y est peu abondant.

Ce derme est également dépourvu de papilles (1); nous n'y avons pas rencontré d'organes sensitifs, à l'exception de quelques corpuscules de Pacini, bizarrement placés sous le cartilage dans une pièce d'un conduit auditif de nouveau-né.

Les poils ont peut-être à ce point de vue une fonction spéciale tactile.

A titre d'annexes, la peau ne contient que des poils des glandes sébacées, et des glandes profondes.

Les glandes, et c'est un fait capital, occupent, selon l'âge des sujets, tour à tour, la plus grande partie de l'épaisseur de la peau.

C. — **Poils.**

Les poils sont toujours bien développés. Alzheimer a déjà vu qu'il n'y a pas de muscle arrector pili. Le fait s'observe principalement dans la région interne et moyenne.

D. — **Glandes sébacées.**

Les glandes sébacées sont, quant à l'aspect général, absolument identiques à celles de la peau d'une région quelconque, c'est-à-dire qu'elles répondent au type alvéolaire pur (2). Elles sont toujours en connexion étroite avec le poil, jamais indépendantes.

(1) On ne peut regarder comme des papilles les plis longitudinaux du conduit auditif externe formés par la peau (Kauffmann).

(2) BAUER. *Morphologische Arbeiten*, III, p. 439, et : *Beiträge zur Kenntniss des Talgdrüsen der menschlichen Haut*, 1899.

Elles forment autour du bourrelet du poil auquel elles sont appendues une sorte de manchon, constitué par des culs-de-sac tubuleux étroits et profonds.

Chez l'adulte, en effet, elles sont moins développées par rapport aux glandes sudoripares, mais jamais elles ne font défaut.

Il n'y a pas de transformation des glandes sébacées, et leur mode de sécrétion est le même que dans toute autre région, c'est-à-dire selon le mode holocrine.

De plus, elles n'occupent que le derme chez l'adulte.

E. — Glandes de la région profonde.

Distribution. — Dans la partie la plus profonde de la peau, entre le cartilage et la partie inférieure du derme, se trouvent des loges tassées les unes contre les autres et formant la couche continue autour du canal auditif, des masses glandulaires analogues aux glandes sudoripares.

Sappey, Testut et nombre d'auteurs disent que ces glandes sont sous la peau, comme les glandes sudoripares ordinaires ; mais nous les avons toujours trouvées entourées de toutes parts de tissu conjonctif feutré aussi bien dans les régions où le cartilage existe que dans les parties fibreuses proprement dites. Des faisceaux connectifs, de grande épaisseur, ayant la même disposition que ceux du derme, limitent en haut et en bas chaque glande.

« Chez l'homme, les pelotes sont situées entre le stratum réticulaire et le stratum sub-cutané et toujours plus bas que les follicules pileux », p. 8 (Alzheimer).

A la coupe, on voit une quantité de sections de tubes plus ou moins circulaires, très élargies, qui appartiennent à des glandes ayant, comme caractères principaux, ceux des glandes sudoripares ordinaires. Leur distribution autour du conduit est assez remarquable.

Elles sont très abondantes en arrière et en haut, où elles sont disposées, comme l'a vu Kölliker, sur plusieurs rangs, c'est-à-dire que, dans toute l'épaisseur de la peau, de cette partie, on observe des départements glandulaires dans différents plans.

De la partie profonde à la surface, on compte deux à trois et même quatre glandes superposées. Généralement les plus inférieures sont les moins développées.

Dans des coupes en séries, nous n'avons pu retrouver le canal excréteur propre à chacune d'elles. Ces glandes ne sont pas ramifiées (Kölliker). Hassal, Schultze, Schwalbe, Alzheimer, affirment qu'il n'est pas rare de trouver deux à trois glandes par bourgeon pileux.

Mais dans une pièce provenant d'un sujet adulte, nous avons trouvé, une fois, deux glandes débouchant dans le même follicule, avec deux conduits excréteurs indépendants. Y a-t-il une anastomose, un abouchement entre deux glandes ? Nous n'avons pu le voir.

Kölliker a en outre affirmé qu'elles sont ramifiées chez les nouveau-nés.

Remarquons que cette même portion (postéro-supérieure) du canal manque de cartilage ; c'est la partie fibreuse proprement dite. Les glandes prennent toujours un développement plus considérable dans les parties où le cartilage fait défaut ; elles font en quelque sorte « hernie ».

Dans la portion antéro-inférieure, les glandes sont plus éloignées les unes des autres, mais elles sont aussi mieux délimitées. A l'extrémité inférieure de l'ellipse, on en trouve généralement une seule qui est plongée en plein derme.

La partie latérale contient des glandes du plus grand volume.

La forme des glandes profondes du conduit auditif externe ne rappelle plus celle des glandes sudoripares ordinaires, qui sont en fuseau. Elles sont globuleuses dans la partie riche; allongées dans le sens de l'épaisseur de la peau, dans la partie la moins riche.

La plupart des glandes se voient à l'œil nu.

C'est pour cela que les premiers observateurs ont parlé des cryptes et des follicules de la peau du conduit auditif et leur ont attribué d'emblée la fonction cérumineuse : c'étaient les seules qu'ils aient pu voir.

Tartuferi, Ficatier et bien d'autres, ont signalé le développement considérable de ces glandes et les ont comparées aux glandes de Moll, ou mieux de l'aisselle.

Selon Alzheimer même, Tartuferi a fait de ces formes de glandes, un groupe à part opposable aux glandes sudoripares proprement dites. Elles auraient un signe caractéristique, qui consisterait dans la sécrétion d'une matière épaisse.

Pour ces deux auteurs, le développement surtout aiderait à comprendre leur spécialisation, et le premier d'entre eux cite à l'appui les noms de Henle, de Kölliker, de Foltd, de Gegenbauer, et de Sattler. Ils ont tous vu le conduit excréteur déboucher dans le bourrelet pileux. Alzheimer en cite trois observations personnelles.

Glomérule. — Le tube enroulé qui compose la glande donne en coupe à l'ensemble un aspect alvéolaire remarquable. Tantôt le tube est dilaté à l'extrême, tantôt il est moins large. Cependant la lumière n'est, en aucun cas, comparable, quant à son diamètre, à celle du tube sécréteur d'une glande sudoripare ordinaire. Cette suite de dilatations et de rétrécissements successifs a déjà été signalée comme signe distinctif par Ficatier.

Un fin réseau de tissu conjonctif relie les contours du tube les uns aux autres et les maintient dans leur situation respective.

La portion sécrétante peut être coupée longitudinalement, transversalement, ou obliquement. Selon ces différentes directions, on décrit le tube comme formé d'une membrane propre, d'une couche musculaire et d'un épithélium.

Membrane propre : La membrane propre, relativement épaisse, est constituée par une lame de substance amorphe sur laquelle reposent deux couches de cellules, la couche de cellules musculaires et la couche de cellules glandulaires. Cependant un léger épaississement de tissu conjonctif forme autour du conduit une gaine tout à fait externe mais non continue de fibrilles imbriquées, possédant quelques noyaux.

Couche musculaire : D'après ce que nous avons pu constater dans nos coupes, cette couche est constituée par des éléments dont une partie, fusiforme, allongée, à l'état de repos, ramassée sur elle-même à l'état actif, est immédiatement adhérente à la face interne de la membrane propre (semelle), et une autre partie, saillante du côté de la base des cellules sécrétantes, renferme le noyau. Nous avons pensé reconnaître les cellules épithéliales contractiles (M. Duval) ou éléments myo-épithéliaux (Ranvier, Renaut) qui présentent ici leurs caractères particuliers, d'après l'état de contraction et d'activité sécrétoire de la portion étudiée.

Dans les coupes où ces observations ont été faites, nous avons recherché les espaces de Ranvier ; mais nous avons trouvé une couche continue, et non une membrane musculaire incomplète fenêtrée (1). Nulle part la couche vitrée n'est en rapport avec la couche sécrétante (2).

Épithélium. — Dans les glandes sudoripares ordinaires, dit Renaut, l'épithélium sécréteur est formé d'une rangée unique de cellules cylindriques basses, du type aquipare, mais sécrétant aussi des granulations graisseuses. Il est placé en dedans de la couche des cellules musculaires.

Pour les glandes profondes de la peau du conduit auditif externe, selon les hasards de la préparation, l'épithélium est formé de cellules cylindriques ou cubiques qui, par pression réciproque, sont polyédriques dans une vue de face.

Le premier genre de cellules, plus hautes que larges, et le second, de cellules basses, répondent vraisemblablement aux stades de fonctionnement de l'épithélium du tube glandulaire.

Nous avons pu nous assurer que l'épithélium bas, ou plus aplati, possédait peu ou pas de grains ; au contraire, l'épithélium haut en possède une quantité considérable à

(1) Mathias Duval. *Précis d'Histologie.* Paris, 1897.

(2) Heidenhain. Ueber das Vorkommen, etc. *Anatom. Anz.*, VIII, Jahrg. n° 12-13, 1893.

la partie équatoriale de la cellule, entourant la zone nucléaire ; puis, à la surface, de volumineux globules hyalins, sphériques ou déformés, qui semblent composer la partie liquide de la sécrétion.

Cet épithélium nous a paru tel qu'Heynold l'a décrit ; on y retrouve ses trois zones : la partie basale, profonde, périphérique, de protoplasma homogène, bien coloré ; la partie granuleuse entourant le noyau ; et la partie libre, de protoplasma clair, dirigée vers la lumière du tube sécréteur.

Le noyau, dans ces cellules, est toujours régulièrement sphérique et possède plusieurs nucléoles. Sa place est déterminée par le fonctionnement de la cellule. Il est plus rapproché de la base quand la cellule a terminé son rôle sécrétoire. Nous ne l'avons jamais vu déprimé en croissant.

Le type de cellules hautes correspond aux stades d'activité et d'épuisement de la cellule.

Le type de cellules basses répond au stade de repos.

Nous avons trouvé souvent dans nos préparations deux couches de cellules sur la vitrée. Dans ces cas, l'épithélium était généralement bas, de sorte que nous sommes tenté de croire que pour un épithélium haut on doit trouver une fibre musculaire lisse relâchée allongée, et pour un épithélium en voie de fabriquer ses matériaux de sécrétion on doit trouver une fibre musculaire ramassée, au repos.

En ce qui concerne la rénovation de ces cellules glandulaires, Alzheimer a cru reconnaître l'existence de petites cellules disposées au pied des cellules sécrétantes ou intercalées entre elles, et leur assigne le rôle de reproduction. Nous n'avons pas reconnu ces éléments et nous pensons que la division directe préside au phénomène.

Pigment. — Nous croyons que les granulations péri-nucléaires sont des grains pigmentaires. On les retrouve d'ailleurs dans le cérumen (1).

Ce sont des grains de forme irrégulière, de grosseur variable, toujours plus petits que le noyau.

Ils ne sont pas chromophiles ; ils conservent leur coloration jaune-brun, même avec l'acide osmique, par lequel ils devraient se colorer en noir, si l'on avait affaire à des grains adipeux ; ils conservent de même leur coloration naturelle dans le liquide de Zenker, l'alcool, et avec tous les réactifs colorants. D'ailleurs « ils réfractent fortement la lumière, la teinture d'Alkana ne les teinte pas en rouge, l'éther ne les dissout pas » (Alzheimer). D'autre part, Heynold dit que leur forme ne peut s'appliquer à des grains adipeux.

Pour nous, les glandes profondes sont probablement coloriférantes comme les glandes de l'anus sont odoriférantes.

Alzheimer rapporte à ce sujet les recherches de Gay, de Hörschelmann sur les glandes circum-anales, qui auraient en effet une certaine analogie avec les glandes profondes du conduit auditif externe.

V. Kölliker les décrit, et Alzheimer les a recherchées chez le nouveau-né.

Grains adipeux. — La zone claire, supérieure, de la cellule cylindrique présente un fin réticulum de protoplasma dans les mailles duquel on trouve quelquefois les vraies granulations graisseuses depuis longtemps décrites

(1) Ils formeraient une striation longitudinale par rapport à l'axe de la cellule, d'après Goddard.

par Ranvier. Un fonctionnement analogue à celui des cellules muqueuses leur donne naissance.

Il n'y a apparemment ni striation protoplasmique, ni ciment intercellulaire.

Un léger intervalle entre les cellules peut être pris pour les lacunes de Saviotti.

Cuticule. — L'existence d'une cuticule nous paraît problématique ; par aucun des réactifs communément employés, nous n'avons pu la mettre en relief. Bien que Stöhr affirme la présence d'un plateau très net, surtout bien visible chez l'adulte, il ne donne pas un moyen de technique pour la déceler.

La partie libre de la cellule se teinte en violet par l'or, en jaune clair par l'osmium, mais il n'existe pas de striations ni de limite bien nette.

Par le liquide chromo-osmio-acétique, nous n'avons pas eu la chance de retrouver le ruban sombre qui formerait la limite cellulaire.

Les grains foncés qu'on y trouve presque toujours, surtout dans un tube épuisé, appartiennent à la sécrétion cellulaire.

A un fort grossissement, si mince que soit la coupe, on voit une image représentant obliquement de biais la surface de la cellule.

La théorie de van Gehuchten, sur le mécanisme de la sécrétion (1), ne peut s'appliquer ici. La cuticule n'est pas plus nette quand la cellule est basse que quand elle prend le type cylindrique, observation que l'auteur a faite pour les cellules de l'épithélium sécrétoire de l'intestin, où la cuti-

(1) V. Gehuchten. Le mécanisme de la sécrétion. *Anat. Anz.*, VI, 91.

cule se soulève pour l'excrétion et se reforme après, pendant le travail cellulaire.

Canal sudorifère ou conduit excréteur. —Le canal excréteur, sur lequel toute notre attention s'est portée pendant le cours de nos recherches, est étroit, régulièrement calibré, présentant des sinuosités très peu accentuées. Il est relativement court, contrairement à ce qui arrive pour les glandes sudoripares ordinaires, où la glande paraît appendue à l'extrémité d'un long fil qui est le canal excréteur. Schwalbe l'a vu se bifurquer. Nous possédons une préparation dans laquelle nous pensons être en présence d'un cas analogue.

Il est fréquent de le trouver, dans une coupe pratiquée sur la peau d'un adulte, débouchant dans le follicule pileux (1). Nous rappelons qu'Alzheimer a fait cette remarque 80 fois sur 90 cas.

Ces rapports avec la gaine du poil permettent, jusqu'à un certain point, de considérer la glande profonde du conduit auditif externe comme une dépendance du poil.

Comme le conduit excréteur n'a pas à traverser l'épithélium corné, il est évident qu'on ne lui décrira pas d'orifice émissaire se contournant en spirale, et que la glande ne présente à étudier que deux portions : le tube enroulé, et le canal excréteur.

La paroi propre du tube excréteur est constituée par une ou deux rangées de cellules limitant une étroite lumière béante. Ces cellules ont un corps protoplasmique assez

(1) BOHM (A. A), u. M. VON DAVIDOFF. *Lehrbuch der Histologie d. menschen einschliessl. der microscop. Technik*. Wiesbaden, 1898.

réduit. Leur noyau présente une orientation telle que, dans une coupe selon l'axe du canal, il est perpendiculaire à cet axe.

Dans des pièces très fraîches, nous avons constamment trouvé un canal vide.

Il n'y a ni fibres élastiques, ni membrane très nette autour de ce conduit.

Nous notons comme un fait digne d'arrêter l'attention, la présence fréquente d'une dilatation ampullaire unissant le tube excréteur au tube sécréteur. Cette pièce intermédiaire, au niveau de laquelle se fait la limite entre l'épithélium glandulaire et l'épithélium de revêtement du canal excréteur, offre à étudier un changement progressif dans la forme des cellules et la cessation de la tunique musculaire. Les cellules musculaires, d'après Heidenhain, sont unies aux cellules de revêtement du canal excréteur par des ponts protoplasmiques. Il en déduit que ces éléments appartiennent génétiquement à l'ectoderme.

F. — Vaisseaux et nerfs.

Les vaisseaux et les nerfs sont excessivement abondants dans le revêtement cutané du conduit auditif.

Les artères venant de la maxillaire interne, sont la temporale superficielle et la tympanique. Elles arrivent à la peau par la partie fibreuse. Les gros troncs restent et cheminent dans la profondeur du derme. De ces troncs naissent des rameaux qui se dirigent perpendiculairement et montent, en se divisant à l'infini, vers la surface libre. Ces divisions artérielles circulent en spirale autour du tube de la portion sécrétante des glandes profondes en s'anastomosant les unes avec les autres. Les mailles du réseau vasculaire sont relativement serrées.

Les troncs destinés aux glandes sébacées et à la nutrition de l'épiderme semblent indépendants.

Les veines naissent de lacunes à la suite des capillaires artériels en grande abondance, surtout près des glomérules des glandes profondes.

Les troncs efférents viennent longer la partie inférieure de la peau et contribuent à la formation d'un tronc unique très volumineux.

Les nerfs (1) proviennent de la branche auriculaire du plexus cervical et du pneumo-gastrique (branche auriculaire du nerf vague) et forment, à l'exemple des artères, un réseau très serré autour des organes contenus dans la peau.

Ranvier a déjà mis en relief la pénétration du nerf à travers la membrane propre pour les glandes sudoripares.

Par la méthode de l'or et de Golgi, nous avons pensé reconnaître la présence d'un réseau nerveux intermusculaire.

Cependant on constate de gros troncs nerveux composés d'un grand nombre de fibres, tout près de la surface libre, non loin des follicules pileux.

(1) SIAMENI (P.). Des terminaisons nerveuses dans les glandes sudorifères de l'homme. *Arch. italiennes de biologie*, XXIX, 3, p. 373.

VI

DÉVELOPPEMENT

Les deux types de glandes qu'on rencontre dans la peau du conduit auditif externe superficielles et profondes, ont une évolution remarquable.

Depuis la formation embryonnaire de la peau jusqu'à la naissance, il y a une certaine prédominance du type sébacé, qui s'explique par les fonctions de la peau pendant la vie intra-utérine.

Les glandes profondes naissent à la même période (4e mois), mais n'atteignent leur complet développement qu'à l'âge adulte. L'amoindrissement et l'atrophie, pour les deux espèces, sont simultanés dans l'âge avancé.

Développement des glandes profondes du conduit auditif externe.

Le développement des glandes profondes du conduit auditif externe présente la plus grande analogie avec celui des glandes sudoripares de la peau, en général (Kölliker et Ranvier).

Néanmoins, dès les derniers mois de la vie intra-utérine ces glandes subissent certaines modifications qu'il nous a paru intéressant de noter.

I. — Fœtus

La glande profonde du conduit auditif externe est une production secondaire de l'épithélium superficiel : elle naît, en effet, sur les côtés du follicule pileux primitif, sous forme d'un petit bourgeon plein. Sur une coupe provenant d'un fœtus de 4 mois 1/2, nous avons pu constater, en certains endroits, que le bourgeon glandulaire, d'abord perpendiculaire au follicule pileux, se coudait pour gagner la profondeur du derme, décrivant ainsi une sorte de crosse.

A ce stade (4 mois 1/2) l'étude de nos coupes en séries nous a montré que le tube glandulaire, à la suite de cette première courbure, est d'abord rectiligne et également calibré ; il augmente légèrement de calibre vers la profondeur et s'infléchit quelque peu.

Dans toute sa longueur, la lumière glandulaire est à peine indiquée. Les cellules épithéliales sont petites, irrégulièrement implantées sur les quelques faisceaux connectifs qui leur constituent une paroi incomplète. Cette paroi porte çà et là quelques fibres musculaires lisses.

Les bourgeons glandulaires que nous venons de décrire vont tous se terminer dans le follicule pileux ; néanmoins, il nous a paru possible sur un ou deux points, de faire aboutir le bourgeon glandulaire directement à l'épithélium cutané. Dans ce cas, ce bourgeon vient se terminer au niveau de cet épithélium sans le perforer.

Il semblerait donc que, même aux premiers stades du développement, on puisse observer des glandes profondes de provenance directement cutanée. Il s'ensuit que l'explication de certains auteurs qui ont décrit chez l'adulte des canaux excréteurs débouchant à côté du follicule pileux par l'extension que subirait la peau en se développant, ne doit pas s'étendre à toutes les glandes : il en est qui peuvent naître à côté du follicule pileux et conserver les mêmes rapports chez l'adulte.

Ce stade correspond à un développement très rudimentaire des autres glandes (sébacées) de la peau.

Fœtus de 7 mois 1/2. — Sur une série de coupes prove-

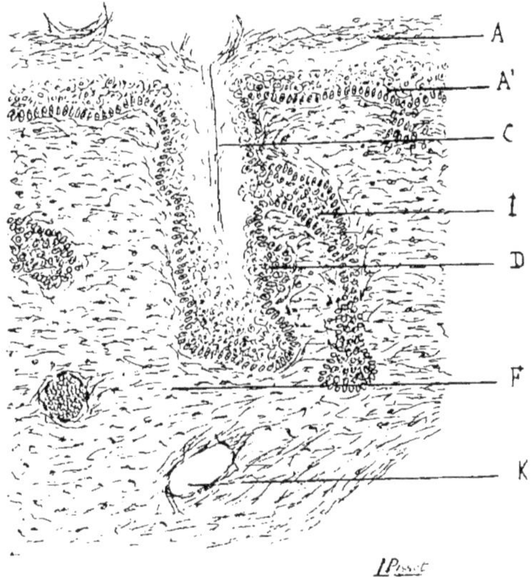

Coupe représentant le développement des annexes de la peau du conduit auditif externe.

Fœtus de 4 mois 1/2. Objectif 9. Oculaire 2. Nachet.

A. Couche cornée. — A'. C. de Malpighi. — C. Poil. — I. Bourgeon de la glande profonde. — D. Bourgeon de la glande superficielle. — F. Tissu conjonctif. — K. Vaisseau.

nant d'un fœtus de 7 mois 1/2, on constate déjà de notables modifications de croissance.

Les glandes profondes forment au sein du derme des

petits groupes distincts, groupes en nombre du reste assez restreint par rapport à celui des glandes sébacées qui enveloppent le poil de toutes parts.

Le canal excréteur est resté rectiligne ; mais le peloton, de peu contourné qu'il était, s'est involvé plusieurs fois sur lui-même, le tube ayant crû non en profondeur, mais en surface.

Le tissu conjonctif, plus dense dans tout le derme, entoure le peloton d'une couche continue, dans laquelle apparaissent des fibres musculaires lisses circulaires.

La lumière glandulaire est déjà distincte, bien qu'elle ne soit pas aussi large que plus tard, au moment du stade de sécrétion. Les cellules épithéliales sont disposées sur deux couches : le noyau cellulaire est plus gros, plus arrondi, que dans le stade précédent, le protoplasme plus développé. Cependant, on ne voit au sein de l'épithélium aucun travail sécrétoire.

Fœtus à terme. — C'est seulement chez le fœtus à terme que les glandes profondes du conduit auditif externe paraissent entrer en fonction.

A cet âge nous avons pu observer que les glandes profondes acquièrent un développement tout aussi considérable que les glandes sébacées superficielles.

Les contours du peloton se sont multipliés. Le canal excréteur est ouvert et débouche à l'endroit où le poil sort de sa gaine épithéliale ; l'acinus de la glande est très dilaté. Les cellules épithéliales glandulaires sont rangées en une couronne régulière, implantée sur une basale.

On distingue nettement deux sortes d'éléments : une première couche de cellules, nettement cubiques, portant un beau noyau central en pleine évolution caryocinétique, qu'entoure une zone de protoplasma clair. En certains endroits, les cellules portent de petites gouttelettes claires qui envahissent la lumière glandulaire.

Nous n'avons pas pu trouver à ce stade les granulations pigmentaires jaunes caractéristiques de l'âge adulte ; mais la béance du conduit, la clarté du protoplasme, et les gouttelettes claires qui y sont appendues, indiquent nettement que la glande sécrète au moment de la naissance.

Au-dessous de cette première couche de cellules sécrétoires, existent d'autres éléments cellulaires. Leur corps protoplasmique est peu net ; le noyau, par contre, est fortement coloré. Ces éléments cellulaires sont comme enclavés au pied des cellules sécrétoires, et sont situés entre elles et la basale. Nous avons cru reconnaître, dans ces éléments cellulaires, les cellules myo-épithéliales des glandes sudoripares.

Enfin, sur certaines coupes épaisses, en regardant les acini en coupe optique, on constate que les cellules épithéliales ne sont pas intimement unies les unes aux autres, mais sont séparées par un espace clair. Nous avons pensé retrouver dans cette figure les canalicules décrits sur les côtés des cellules sudoripares par Saviotti, déterminés à l'entour des cellules par l'absence d'un ciment de réunion, canalicules analogues à ceux qu'on a signalés dans le foie et le pancréas, et qui permettent une issue plus facile et plus rapide au liquide sécrété.

II. — Enfant

Chez l'enfant (âgé de 4 ans) nous avons constaté des

figures sensiblement semblables à celles que nous venons de décrire chez le fœtus à terme. Toutefois les glandes profondes ont pris ici un développement encore plus considérable : le cul-de-sac glandulaire est largement béant et l'épithélium quelque peu aplati.

III. — Vieillard

Vers l'âge de 60 ans, la peau du conduit auditif externe subit de notables transformations. Elle devient fibreuse ; les glandes sébacées s'atrophient et les glandes profondes s'amoindrissent.

Il se fait une sorte de tassement de la glande sur elle-même.

Mais on remarque toujours ses caractères principaux.

Bien que nous n'ayons pas à parler ici des altérations pathologiques, nous signalerons, comme un fait fréquent, l'oblitération du tube par étranglement, et une formation kystique signalée par de nombreux observateurs.

En général, la sécrétion des glandes est encore très active, et les changements subis viennent plus de l'épaississement des faisceaux conjonctifs environnants que d'un changement dans la forme même des glandes.

Une nutrition moins active semble présider à ces modifications.

Pour nous résumer, *la glande profonde* du conduit auditif externe forme une première ébauche vers la fin du 4me mois ; elle est en pleine croissance à la fin du septième ; elle sécrète déjà à la naissance, chez l'adulte elle prend un plus fort développement pour s'atrophier petit à petit chez le vieillard.

Parallèlement, la *glande sébacée* apparaît un peu plus tôt, se développe plus rapidement, prend la plus grande extension à la fin de la gestation, pour diminuer vers l'âge adulte, et encore plus dans la vieillesse.

IV. — Animaux

En ce qui concerne les animaux, nous avons étudié des oreilles de chiens, de porcs, de moutons, de chèvres, de chats et de souris.

Chez les rongeurs, nous n'avons pas trouvé de glandes en pelote.

Chez le porc, le mouton, la chèvre et le chien, nous avons constaté la même disposition anatomique des glandes que chez l'homme.

Deux lames de fibro-cartilage constituent la plus grande partie de l'oreille, et le revêtement cutané de cette portion est formé de tissu conjonctif fibreux possédant, dans sa partie la plus externe, de très nombreuses glandes sébacées.

Malgré ce peu d'épaisseur de la peau, les glandes sudoripares, surtout chez la chèvre, sont très développées.

Les glandes en pelote ont la même forme et la même structure, mais les granulations sont moins nettes et moins abondantes que chez l'homme.

On trouve, pour chaque glande, en particulier, chez la chèvre et le chien, le débouché du canal excréteur dans le follicule pileux.

I. — CONCLUSIONS ANATOMIQUES

I° Dans le *jeune âge*, les glandes sébacées sont donc plus développées *comme masse* que les glandes sudoripares.

II° Chez l'*adulte*, les glandes sudoripares ont acquis relativement un développement plus grand que les sébacées.

II. — CONCLUSIONS PHYSIOLOGIQUES

Le point important qui découle de l'étude anatomique de la peau du conduit auditif externe est d'avoir quelques points de repère pour discuter la question de savoir d'où provient le cérumen.

Doit-on en placer l'origine dans les glandes superficielles sébacées, ou le faire provenir des glandes profondes que nous venons de décrire en détail ?

Faut-il, d'autre part, faire des glandes profondes du conduit auditif externe, un groupe de glandes à part, ou bien simplement des glandes sudoripares différenciées ?

Origine du cérumen.

Pour ce qui est de la première question, nous pensons qu'il faut admettre l'opinion de Schwalbe et dire que le cérumen est d'origine complexe. Il serait, en effet, formé à la fois par les glandes sébacées et par les glandes profondes ; *il n'y aurait de la sorte pas de glandes cérumineuses à proprement parler.*

La glande sébacée serait l'origine de la majeure partie des corps gras que l'on trouve dans le cérumen, bien que, comme nous l'avons vu, la glande profonde sécrète, elle aussi, de la graisse.

La glande profonde, de son côté, fournit la partie liquide, les pigments, la majeure partie des matières extractives, certains éléments cellulaires.

Enfin la paroi cutanée du conduit auditif externe ne doit pas être laissée étrangère à la formation du cérumen, puisqu'on trouve dans celui-ci en grande quantité des cellules épithéliales desquamées.

Néanmoins, il est évident que le développement si grand des glandes profondes par rapport aux autres éléments glandulaires semble bien indiquer que ce sont elles qui jouent le principal rôle dans le travail sécrétoire ; elles méritent donc, à un certain point de vue, le nom de glandes cérumineuses dont la majeure partie des auteurs les gratifient.

Nature des glandes profondes.

Pouvons-nous maintenant faire des glandes profondes un groupe de glandes spéciales ?

Il résulte, en effet, et de ce que nous venons de dire et de la description générale que nous avons donnée des glandes profondes du canal auditif externe qu'elles ne ressemblent pas en tous points aux glandes sudoripares ordinaires :

Au lieu de sécréter un liquide aqueux, clair, très salin, très abondant, elles sécrètent un liquide plutôt pauvre en eau, jaune, âcre, relativement peu abondant par rapport au développement gigantesque des glandes qui lui donnent issue. D'autre part, au point de vue morphologique, ces différences sont aussi assez accentuées. Originaires pour la majeure partie d'un follicule pileux, elles vont se terminer dans le bourgeon pileux et non à la surface libre de la peau comme les glandes sudoripares. En outre, leurs cellules contiennent des granulations pigmentaires caractéristiques que l'on ne voit pas dans les glandes sudoripares.

Cependant, malgré ces différences, nous ne faisons pas des glandes profondes du conduit auditif externe un groupe de glandes spéciales, car si les différences que nous venons de noter sont importantes, les ressemblances par d'autres points le sont encore plus, notamment en ce qui concerne leur structure et leur topographie.

Nous sommes donc autorisé à dire que la glande profonde du conduit auditif externe dite cérumineuse est une glande sudoripare, et il est probable que les glandes sudoripares fournissent les trois quarts du produit complexe qu'on appelle cérumen, et que les glandes sébacées fournissent le reste.

INDEX BIBLIOGRAPHIQUE

Jules Casserio. — *De quinque sensibus*, 1610.
Nicolas Stenon. — *Observationes anatomicæ*, 1664.
Duverney. — *Traité de l'organe de l'ouïe*. Paris, 1683.
Valsalva. — *De aure humana*, etc. Bologne, 1704.
Boerhaave. — Epistola ad Ruischium. *Barthol. Eustachii opuscula*, etc., 1722-1726.
Buchanan. — *An engraved representation of the ear*, 1823.
Deleau jeune. — Mémoire sur les lésions des glandes cérumineuses. *Gaz. méd. de Paris*, 1834.
Pappenheim. — In *Frorieps Notizen*, 1838.
Wagner. — *Icones physiologicæ*, 1838.
Valentin. — *Physiologie*, 1839.
Krause u. **Kohlrausch**. — *Müller's Archiv*, 1839.
Huschke. — Leipzig, 1844.
Kölliker. — *Anatomie microscopique*, 1850 et 1884.
Hassal. — *Mikroskopische Anatomie*, 1852.
Toynbee. — On the causes, etc... *Tr. pathol. Soc. London*, 1855.
Arnold. — *Lehrbuch der Anat. des Menschen*, 1861.
Leydig. — *Wiegmann's Archiv*, 1867.
Tröltsch. — *Lehrbuch der Ohrenheilkunde*, 1867.
Pétrequin et **Chevalier**. — *Bull. Soc. méd. de Gand*, 1870; *Gaz. méd. de Paris*, 1872; *Mémoire sur le cérumen*, 1873; *Presse méd. Belge*, 1876.
Pomeroy. — The examination of 100 cases.... *Tr. Am. Otol. Soc. Boston*, 1872.
Henle. — *Eingeweidelehre*, 1873.
Hollstein. — *Lehrbuch der Anat. des Menschen*, 1873.
Heynold. — *Virchow's Archiv*, 1874.
Hörschelmann. — *Anatomische Untersuchungen ueber die Schweissdrüsen des Menschen*, 1875.
Krause. — *Specielle und mikroskop. Anat.*, 1879.
Hammond. — On the cerebral symptoms... *Hosp. gaz.* New-York, 1879.
Baber. — Observ. de bouchons de cérumen. *The Lancet*, 1880.
Sinlair. — Accumul. de mat. sébacées et cérumineuses dans le conduit auditif externe. *Edinb. med. Journ.*, 1881.
Bonnafont. — *Ann. des mal. de l'oreille*, 1881.
Ficatier. — *Glandes sudoripares*. Th. Paris, 1881.
Tartuferi. — Sur la forme cellulaire... *Giorn. intern. d. sc. med.* — Le glandule di Moll. *Archiv. per le sc. med.*, 1881.
Ciniselli. — Sur une nouvelle forme de glandes cérumineuses. *Arch. p. le sc. med.*, 1882.
Barr. — Troubles de la secrétion cérumineuse. *Glasg. med. Journ.*, 1882.
Mackenzie-Booth. — On ceruminous accumulations. *The Lancet*, 1883.
Toldt. — *Lehrbuch der Gewebelehre*, 1884.

Ranvier. — Mécanisme de la sécrétion. *Journ. de microscopie*, 1887.
Percy Jakings. — Cas de toux d'origine auriculaire. *The Practitioner*, 1887.
Alzheimer. — *Ueber die Ohrenschmalzdrüsen.* Würzburg, 1888.
Guye. — Étiologie des bouchons cérumineux. *Congrès d'Otologie de Bruxelles*, 1888.
Rohrer. — Bactéries du cérumen. *Arch f. Ohrenh.*, 1889-90.
Herzog. — Des réflexes auriculaires... *Monats. f. Ohrenh.*, 1890.
Duplay. — Surdité par bouchons cérumineux. *Union méd.*, 1890.
V. Gehuchten. — Le mécanisme de la secrétion. *Anat. Anz.*, 1891.
Cady. — Des conséquences de la réplétion du conduit par le cérumen. *British med. Journ.*, 1891.
Compaired. — Toux auriculaire. *Bell mal. dell' orrechio*, 1891.
Goureau. — Contrib. à l'étude de la toux auricul. *Arch. méd.* Paris, 1896.
Lacoarret. — Accidents pseudo-méningés dus à un bouchon de cérumen. *Ann. de la Policlinique de Toulouse*, 1892.
Albespy. — Histoire d'un bouchon épidermique. *Ann. des mal. de l'oreille*, 1893.
Heidenhain. — Ueber das Vorkommen, etc. *Anat. Anz.*, 1893.
Retterer. — Note de technique sur les injections naturelles. *Journ. de l'Anat. et de Physiol.*, 1894.
Laurens. — Extraction des bouchons cérumineux. *Presse médicale*, 1896.
M. Duval. — *Précis d'Histologie*, Paris, 1897.
Lannois et **Martz.** — *Ann. des mal. de l'oreille*, 1897, et *Sur le principe amer*, 1898.
Ricci. — Ablation des bouchons de cérumen. *Bull. med. dell. orecchio*, 1898.
Stöhr. — *Lehrbuch der Histologie*, 1898.
Klein. — *Elements of Histology*, 1898.
J. Renault. — *Traité d'histologie.* Lyon, 1898.
Bohm (A. A.) u. **M. von Davidoff.** — *Lehrbuch Histologie*, etc. Wiesbaden, 1898,
Bauer. — *Morphol. Arbeiten.* et *Beiträge zur Kenntniss*, etc., 1899.
Botey. — Le vertige et les tampons de cérumen. *Archiv. int. de laryng.*, 1899.
Goddard. — *Le Cérumen.* Th. Lyon, 1899.
Siameni. — Des terminaisons nerveuses dans les glandes sudorifères de l'homme. *Arch. italiennes de biologie.*
Politzer. — *Maladies de l'oreille.*
Gellé. — *Maladies de l'oreille.*
Schwalbe. — *Lehrbuch der Anat. der Sinnesorgane.*
Gay. — *Die Circumanaldrüsen des Menschen.*
Unna. — *Die Haut*, etc.
Waldeyer. — In *Graefe und Sæmisch Handbuch.*
Sattler. — Beitrag zur Kenntniss der Moll'schen Drüsen. *Arch. für Mikrosk. Anat.*
Gegenbauer. — *Vergleischende Anatomie.*
Hoffmann et **Rauber.** — *Lehrbuch der Anat. des Menschen.*

LÉGENDES DES PLANCHES

LÉGENDE DE LA PLANCHE I

Coupe totale d'un conduit auditif externe d'adulte.

Cette coupe porte sur la région riche en glandes profondes (partie interne de la portion fibro-cartilagineuse).

La figure montre l'ensemble et la distribution des glandes profondes autour du conduit (couronne glandulaire).

On voit leur énorme développement, et, par contre, le moindre volume des glandes superficielles.

Les glandes pelotonnées dans la région postéro-supérieure sont disposées sur plusieurs plans.

Au contraire, dans la région antéro-inférieure, on trouve peu de glandes plongées dans du tissu fibreux.

PLANCHE I

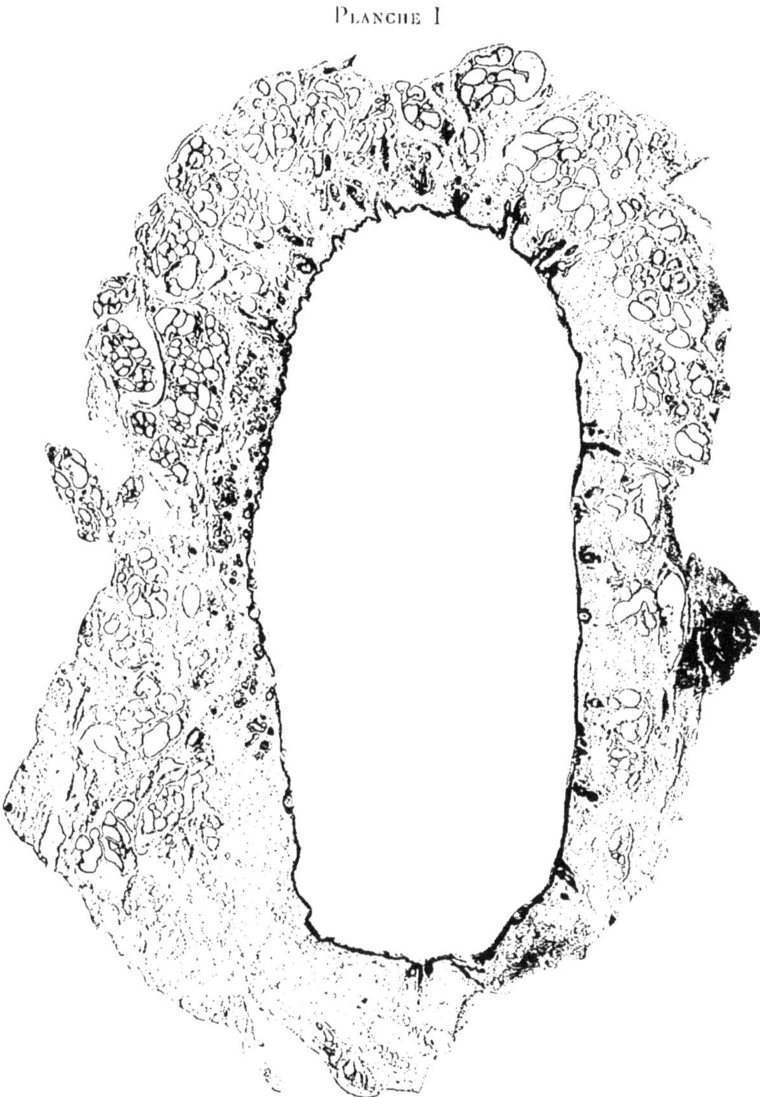

L. PISSOT

Cliché Benoit-Richard.

G. Steinheil, Éditeur.

PLANCHE II

LÉGENDE DE LA PLANCHE II

Coupe totale du conduit auditif externe d'un nouveau-né.

Cette coupe porte sur le tiers moyen du conduit.

Le cartilage forme une gouttière incomplète (incisure, coupure).

C'est au niveau de ces solutions de continuité, ou amincissements du cartilage, que l'on remarque les plus beaux types de glandes superficielles. On voit que celles-ci ont un développement relativement énorme par rapport aux glandes profondes dont quelques-unes cependant sont déjà en pleine activité.

Le revêtement cutané est remarquable par la quantité énorme des glandes qu'il contient.

(Il y a une région homologue de celle-ci pour l'adulte.)

PLANCHE II

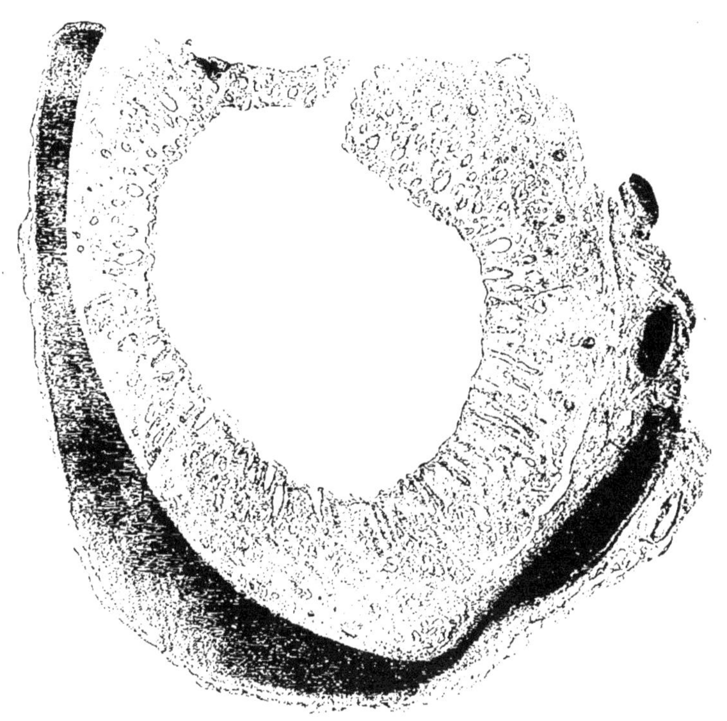

L. PISSOT

Cliché Benoit-Richard.

G. Steinheil, Éditeur.

PLANCHE III

LÉGENDE DE LA PLANCHE III

FIG. 1. — Obj. 2. Ocul. 1. Vérick.

Cette pièce provient d'un nouveau-né. Fixation Zenker. Coloration hémalun-éosine.

La figure montre une coupe pratiquée dans la portion fibro-cartilagineuse.

Dans toutes les figures qui suivent, on se reportera aux lettres et notes explicatives suivantes :

A. Epiderme.
B. Couche cornée.
C. Follicule pileux.
D. Glande sébacée.
E. Glande profonde.
F. Tissu conjonctif fibreux.
G. Tissu conjonctif lâche.
H. Fibres musculaires lisses.
I. Conduit excréteur de la glande profonde.
K. Vaisseaux sanguins.
L. Dilatation ampullaire de la glande profonde.
M. Cellules sécrétoires de la glande profonde.
N. Globules hyalins.
O. Nerfs.
P. Cartilage.
R. Membrane basale de la glande profonde.

Les glandes sébacées (D) sont très développées, pressées les unes contre les autres, et occupent les deux tiers de l'épaisseur de la peau. On a figuré le cartilage (P) pour montrer cette épaisseur.

Les glandes profondes (E) sont relativement petites.

A gauche, on voit un canal excréteur (I), débouchant dans le follicule pileux (C) entre deux culs-de-sac sébacés.

FIG. 2. — Obj. 2. Ocul. 3. Vérick.

Un coin de la même préparation, à un plus fort grossissement.

La glande sébacée (D) est en plein fonctionnement.

La glande profonde (E) sécrète déjà, mais les cellules sont petites et ne contiennent pas de granulations pigmentaires.

FIG. 3. — Obj. 2. Ocul. 1. Vérick.

Pièce d'adulte. Fixation Zenker. Coloration hémalun-éosine.

Le dessin ne montre que la partie superficielle de la peau ; on voit cependant les premières circonvolutions du tube sécréteur de la glande profonde (E).

Cette glande est au repos. L'épithélium est plus large que haut ; il n'y a pas de granulations pigmentaires.

Le tube excréteur (I) vient déboucher obliquement dans le follicule du poil (C) à sa partie supérieure.

FIG. 4. — Obj. 7. Ocul. 1. Vérick.

Une portion du tube sécréteur d'une glande profonde coupée transversalement.

On voit : l'épithélium glandulaire (M) et ses grains pigmentaires. Les globules hyalins (N). La membrane musculaire (H) de face et de profil. La membrane basale (R). Le tissu conjonctif lâche (G) péri-glandulaire.

PL. III.

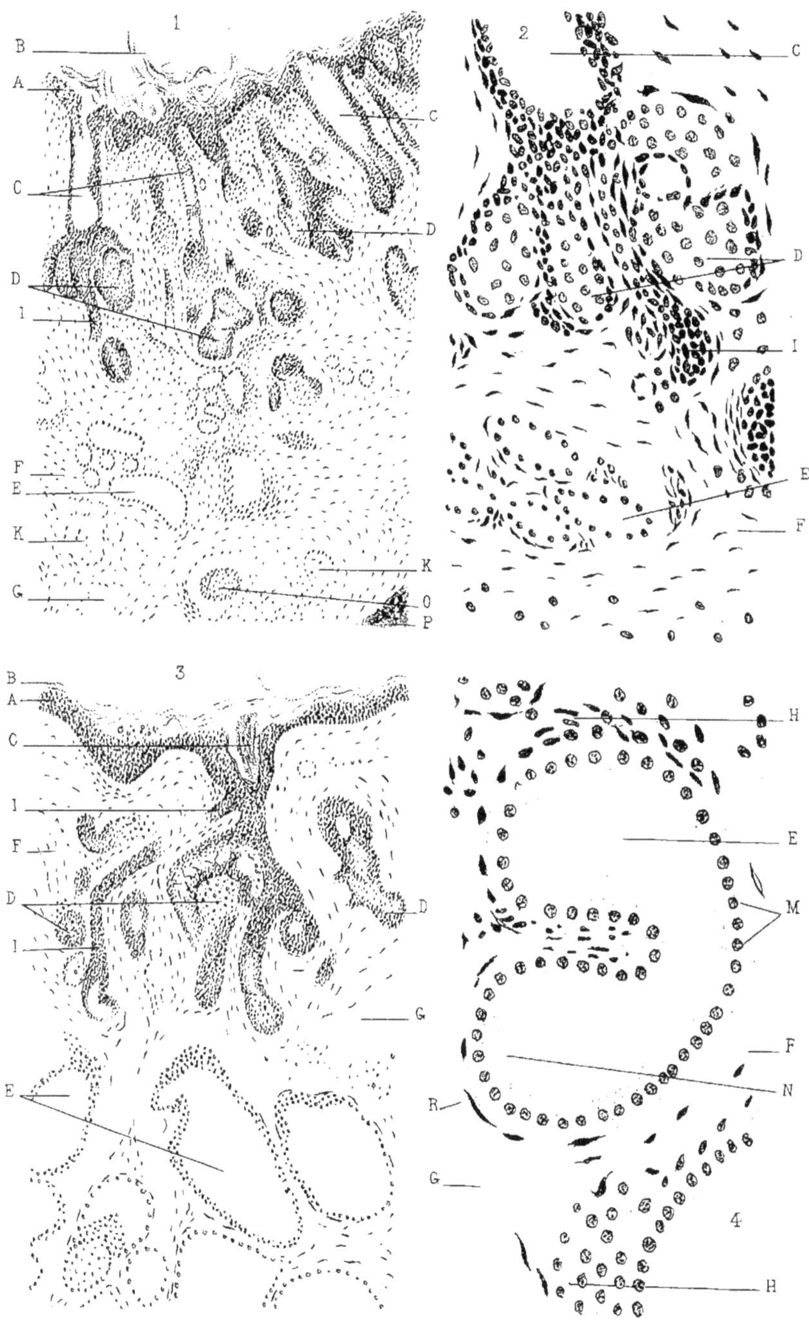

V Roussel, del & lith.

Imp. L. Lafontaine, Paris.

PLANCHE IV

LÉGENDE DE LA PLANCHE IV

Fig. 5. — Obj. 2. Ocul. 1. Vérick.

Cette figure représente la portion la plus inférieure de l'ellipse formée par le conduit auditif externe — (adulte).

On y voit une glande (E) plongée dans du tissu fibreux (F) et son conduit excréteur (1) débouchant assez loin du follicule pileux (C).

Fig. 6. — Obj. 2. Ocul. 1 Vérick.

Cette coupe, qui porte sur la région antéro-inférieure, montre deux ampoules (L) de glandes profondes.

La longueur du tube excréteur (1) est remarquablement réduite.

Fig. 7. — Obj. 2. Ocul. 3. Vérick.

La coupe porte sur la région postérieure d'un conduit auditif externe d'adulte.

On voit l'abondance extrême des glandes pelotonnées (E). Elles sont séparées nettement par du tissu fibreux (F).

IMPRIMERIE LEMALE ET Cie, HAVRE

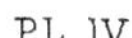

PL. IV.

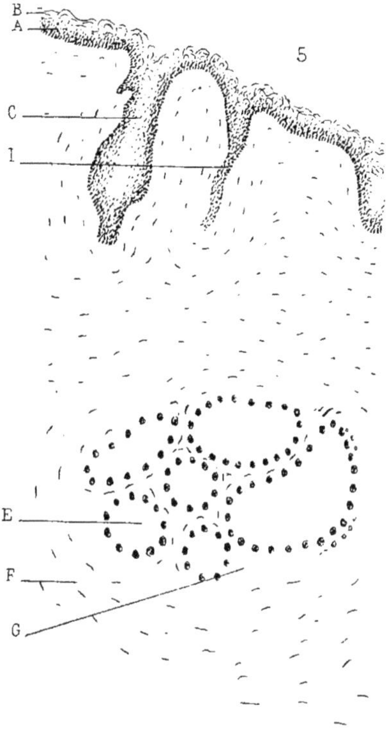

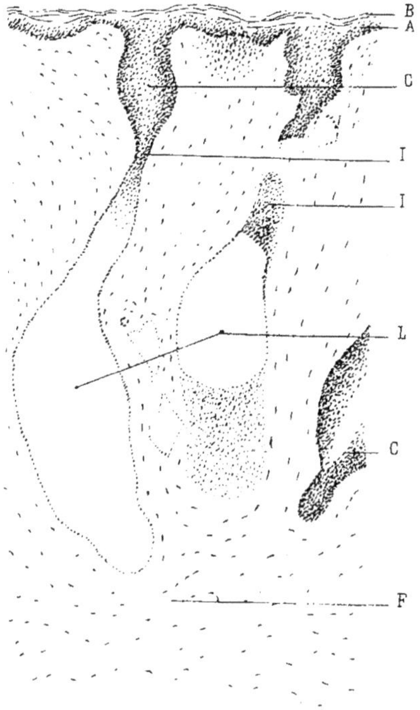

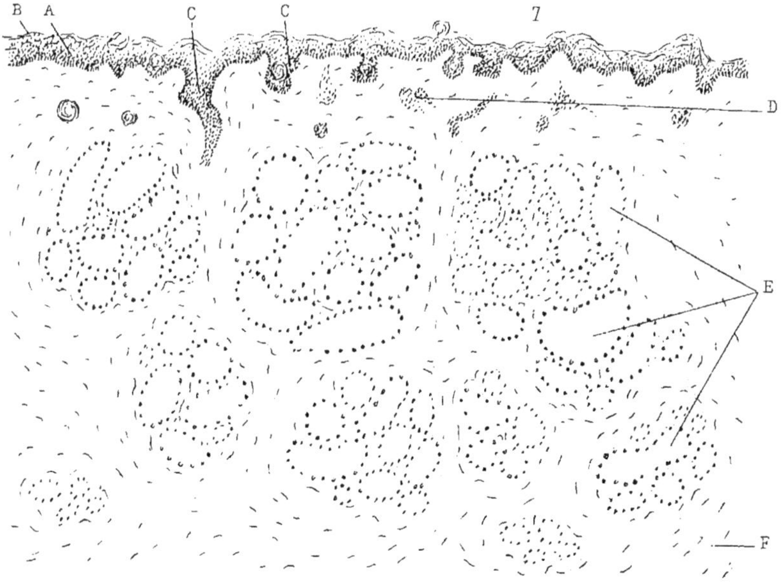

5

6

7

L. Pissot, del

V. Roussel, lith

Imp L Lafontaine, Paris.

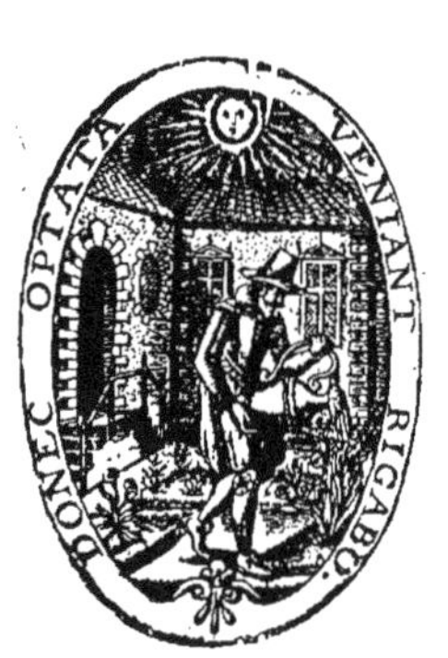

IMPRIMERIE LEMALE ET Cie, HAVRE

www.ingramcontent.com/pod-product-compliance
Ingram Content Group UK Ltd.
Pitfield, Milton Keynes, MK11 3LW, UK
UKHW012255240726
13966UKWH00004B/1430

9 782011 770202